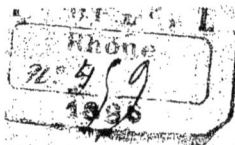
NOUVELLE CONTRIBUTION A L'ÉTUDE

DE

L'UVÉITE IRIENNE

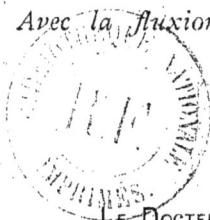

Quelques considérations sur son analogie
Avec la fluxion périodique sèche du cheval.

PAR

Le Docteur E. GRANDCLÉMENT

Membre de la Société de médecine
et de la Société des Sciences médicales de Lyon,
de la Société française d'ophtalmologie de Paris, etc.

LYON

ASSOCIATION TYPOGRAPHIQUE

F. PLAN, rue de la Barre, 12.

1897

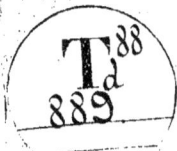

NOUVELLE CONTRIBUTION A L'ÉTUDE

DE

L'UVÉITE IRIENNE

Quelques considérations sur son analogie
Avec la fluxion périodique sèche du cheval.

PAR

Le Docteur E. GRANDCLÉMENT

Membre de la Société de médecine
et de la Société des Sciences médicales de Lyon,
de la Société française d'ophtalmologie de Paris, etc.,
Médecin oculiste à Lyon.

LYON
ASSOCIATION TYPOGRAPHIQUE
F. PLAN, rue de la Barre, 12.

1897

TABLE DES MATIÈRES.

NOUVELLE CONTRIBUTION A L'ÉTUDE

DE

L'UVÉITE IRIENNE

I. — Définition de l'uvéite irienne ; nécessité de séparer cette entité morbide nouvelle de l'iritis ; preuves tirées de l'anatomie, de l'embryogénie et de la clinique.

Il y a cinq ans, au Congrès d'ophtalmologie de Paris, 1891, j'ai signalé et décrit pour la première fois sous cette dénomination l'inflammation spéciale et isolée de la face postérieure, ou mieux de la *couche épithéliale pigmentaire* qui tapisse la face postérieure de l'iris et que les anciens anatomistes appelaient l'uvée, à cause de sa coloration noirâtre.

Jusqu'à ce jour, l'inflammation, ou plutôt l'*irritation* de cette couche (car elle est dépourvue de vaisseaux et de nerfs) a été confondue et englobée dans le groupe des *iritis* ou inflammations des couches antérieures de l'iris, très riches, elles en vaisseaux et en nerfs.

Mais c'est là une *erreur anatomique et clinique* qu'il faut faire cesser dans l'intérêt des malades et de la science. Tout d'abord, c'est une *erreur anatomique :* en effet, l'histologie et surtout les observations embryogéniques ont péremptoirement démontré aujourd'hui que cette couche épithéliale pigmentaire postérieure de l'iris est une dépendance directe, une sorte de *prolongement antérieur de la rétine*, réduite, il est vrai, à quelques-uns de ses éléments ; tandis que les autres couches, ou couches antérieures de l'iris proprement dit, sont au contraire une dépendance, et comme un *prolongement antérieur de la tunique vasculaire de l'œil, à savoir la choroïde*, avec laquelle elle constitue le *tractus uvéal* des anciens.

Cette couche épithéliale pigmentaire ne fait donc pas en réalité partie intégrante du voile irien ; elle lui est simplement accolée comme la plèvre est accolée au poumon, comme la couche de vernis que l'on étale sur une boiserie. Au reste, elle est séparée nettement du reste de l'iris par une membrane fibroïde serrée, la limitante postérieure de l'iris, à laquelle elle adhère, il est vrai, mais sans contracter aucune communication ni vasculaire, ni nerveuse avec les couches propres de l'iris ; de plus, tandis que le stroma ou parenchyme irien est pourvu d'un riche réseau de vaisseaux et de nerfs, l'uvée, ainsi reléguée et isolée du reste de l'iris par sa limitante, en est totalement dépourvue. Allons plus loin et voyons son origine et sa provenance :

La *rétine*, ou membrane nerveuse de l'œil, chacun sait cela, est composé de dix couches ; mais arrivée vers l'aura serrata, un peu en avant de l'équateur du globe oculaire, elle se dépouille de tous ses éléments nerveux ou neuro-épithéliaux ; de là, elle continue sa marche en avant, réduite à sa seule couche épithéliale pigmentaire, renforcée en dedans de quelques éléments névrogliques, résidus probables des fibres de soutènement de Muller, et vient tapisser d'abord la face interne du corps et des procès ciliaires ; puis, un peu plus loin, la face postérieure de l'iris jusqu'à son rebord pupillaire qu'elle entoure d'une petite colerette noirâtre, parfaitement visible sur le vivant.

Erreur clinique : Après ces considérations anatomiques sur l'origine et l'isolement complet de l'uvée à la face postérieure de l'iris, peut-il paraître étonnant que cette couche si spéciale, cette sorte de séreuse ou de vernis isolant ne participe pas toujours à l'inflammation de l'iris, et puisse, d'autre part, s'altérer ou s'irriter séparément et pour son propre compte, constituant alors une entité morbide aussi distincte, aussi différente de l'iritis que la pleurésie l'est de la pneumonie.

C'est en effet ce qui existe assez souvent; depuis près dix ans mon attention est éveillée sur ce sujet, et j'ai pu me convaincre que cette affection spéciale et isolée *de la couche épithéliale pigmentaire* postérieure de l'iris, existe réellement en dehors de toute participation réelle et apparente des autres couches de la rétine, restant cantonnée sur l'uvée seule, longtemps, plusieurs années, avec des caractères spéciaux, peu apparents et en quelque sorte latents, et tellement différents de ceux de l'*iritis vraie* que j'ai cru devoir lui donner un nom spécial, celui d'*uvéite irienne*.

J'ai la conviction qu'il s'agit bien là d'une entité morbide particulière et à part qui, je le répète, diffère autant de l'iritis que la pleurésie diffère de la pneumonie.

Pour le prouver, il me suffira de décrire d'abord les symptômes, la marche, les causes et le traitement curatif de l'*uvéite irienne* pure, non hybridée et de les comparer ensuite avec les symptômes, la marche, les causes et le traitement de l'*iritis vraie*.

C'est ce que je vais faire en m'aidant de près de 100 cas d'uvéite qu'il m'a été donné d'observer depuis une dizaine d'années.

Toutefois, je dois dire ici, pour expliquer un si grand nombre de cas, que je compte tous les cas d'*uvéite* que je confondais autrefois, comme tout le monde, du reste, avec l'*iritis*, alors que je n'avais pas encore séparé nettement dans mon esprit ces deux entités morbides; j'étais étonné alors d'observer des iritis aussi dissemblables les unes des autres et classées pourtant par les auteurs dans le même chapitre; je les rétablis aujourd'hui par la pensée et le souvenir dans la case des *uvéites* que je différencie nettement et sans hésition des *iritis*.

II. — Description de l'uvéite irienne.

1° *Symptômes*. — L'uvéite irienne se développe presque exclusivement chez la femme (97 °/₀) entre 17 et 50 ans, c'est-à-dire pendant la période de l'activité utérine ; toutefois elle est plus fréquente entre 25 et 40 ans.

Elle procède par petites crises fluxionnaires, peu intenses, revenant assez périodiquement et le plus souvent alternativement sur chacun des deux yeux.

Cependant la périodicité est loin d'être régulière ; généralement ces crises sont plus fréquentes pendant la saison froide et humide, toujours avec des intervalles de plusieurs semaines ou même de plusieurs mois.

Presque toujours les deux yeux se fluxionnent alternativement ; cependant l'un d'eux, généralement le premier atteint, subit des crises plus fortes et plus fréquentes.

Chacune de ces crises se traduit, pour l'œil fluxionné, par l'apparition rapide, presque subite d'un léger brouillard, au sein duquel voltigent une multitude de points noirs avec quelques ronds lumineux ou phosphorescents, tous phénomènes que la malade appelle volontiers un *papillotage*, sans pouvoir bien préciser ce qu'elle entend par cette expression.

Pendant toute la durée de cette fluxion qui dure en moyenne cinq à six jours, l'œil atteint est à peine congestionné et très peu endolori ; seuls les mouvements du globe, ou la moindre pression exercée sur lui, lui sont pénibles. L'œil paraît un peu plus dur ; c'est à peine s'il pleure ou craint la vive lumière ; jamais de douleurs ciliaires ou péri-orbitaires.

Ces phénomènes, je le répète, durent généralement cinq ou six jours, et disparaissent comme ils sont venus, rapidement, presque subitement.

Quelques semaines ou quelques mois se passent, et le même mouvement fluxionnaire se produit, soit sur le même œil, soit, plus souvent, sur l'autre, et ainsi de suite, pendant plusieurs années, sans que la malade s'inquiète outre mesure, vu que la vision lui paraît se rétablir à peu près intégralement après chacune des crises.

Elle ne consulte que longtemps après le début de ces fluxions périodiques, alors qu'elle constate avec inquiétude que l'un des yeux a fini par conserver une forte diminution de l'acuité visuelle.

A ce moment, le médecin consulté constate avec étonnement l'existence d'un nombre plus ou moins grand de *synéchies postérieures*, malgré l'absence antérieure de signes caractéristiques d'une ou plusieurs attaques d'iritis ; l'iris conserve sa couleur normale, et la pupille se dilate rapidement et en quelques minutes sous l'influence de l'atropine, lors même que la malade se trouve en proie à une crise de fluxion périodique ; elle se dilate partout, si ce n'est au niveau des adhérences postérieures, et alors elle apparaît frangée avec des pointes et des anses ou concavités qui alternent plus ou moins irrégulièrement.

Les milieux de l'œil paraissent légèrement louches et la papille optique un peu flou sur l'œil en cours de fluxion ; mais si l'on observe la malade entre deux périodes fluxionnaires, lors même que la maladie dure déjà depuis plusieurs années, les milieux de l'œil sont bien transparents partout là où il n'existe pas de synéchies ; on trouve rarement des corps flottants dans l'humeur vitrée.

Il semble donc acquis que l'*uvéite irienne* respecte bien plus longtemps qu'une *iritis véritable* la transparence du centre du cristallin et de l'humeur vitrée. Seule la *papille optique* au fond de l'œil conserve à la fin, un aspect un peu nuageux.

Enfin, comme tout a une fin, lorsque ces fluxions se sont ainsi reproduites pendant plusieurs années, laissant chaque fois la vision un peu amoindrie ; l'un des yeux, après une crise suprême, finit par conserver un trouble considérable et permanent, très probablement lorsque la couronne des synéchies pupillaires est devenue complète, et ne laisse plus communiquer la chambre antérieure avec la postérieure.

Si la cécité tarde tant à se produire dans ces uvéites, trop souvent et trop longtemps abandonnées à elles-mêmes, contrairement à ce qui arrive dans les attaques d'iritis, c'est, je crois, parce que la couche uvéenne qui présente vers le rebord pupillaire une *disposition tuyautée*, ne contracte adhérence, au cours d'une crise fluxionnaire, que par la proéminence de la plissure malade pendant cette fluxion, laissant l'interstice des tuyautages libre pour le passage de l'humeur aqueuse de la chambre postérieure dans la chambre antérieure; au reste, comme elle est dépourvue de vaisseaux et de nerfs, l'on comprend qu'elle ne puisse pas faire les frais de produits plastiques abondants, ni provoquer beaucoup de douleurs. C'est ainsi que je m'explique pourquoi chacune des crises d'uvéite développe si peu de désordres dans le champ pupillaire et les milieux de l'œil, laisse la vision presque intacte pendant de longues années, et le malade tranquille et rassuré par suite de cette absence presque complète de douleur et de rougeur.

Nous verrons plus loin dans un parallèle intéressant entre l'iritis et l'uvéite, quelles différences frappantes et caractéristiques, sous ce rapport, séparent ces deux affections et nous permettent d'en faire deux entités morbides bien distinctes comme siège et processus.

Mais poursuivons la description de l'uvéite, et pour la terminer, étudions ses causes, sa pathogénie et son traitement véritablement curatif.

2° *Causes.* — Chez les nombreuses femmes atteintes d'uvéite irienne, observées par moi jusqu'à ce jour, je n'ai jamais trouvé ni syphilis acquise ou héréditaire, ni diathèse rhumatismale ou goutteuse, ni affection utéro-ovarienne, ni aucune maladie quelconque, générale ou locale, qui puisse expliquer la genèse de cette affection singulière de l'œil.

Ce sont toujours et presque toujours des personnes de condition modeste, de mœurs régulières, travaillant pour subvenir à leurs besoins, peinant même beaucoup, vivant peut-être dans des locaux et appartements humides et malsains, etc. Mais en général elles paraissent jouir d'une santé assez bonne, à part l'affection oculaire.

L'hérédité ne semble pas intervenir ici, comme elle le fait dans l'*iritis rhumatismale*, d'une façon certaine et évidente.

En résumé, je n'ai rien trouvé qui puisse me mettre sur la voie de l'étiologie et surtout de la pathogénie de cette singulière affection. J'avais émis dans ma première communication à la Société française d'ophtalmologie en 1891, l'idée qu'elle était peut-être le résultat d'une auto-intoxication spéciale, d'une dépuration incomplète de l'organisme par les urines, en un mot d'une insuffisance d'action du filtre rénal.

Guidé par cette conception, j'ai recherché dernièrement chez une institutrice de 37 ans, arrivée au dernier terme de l'évolution d'une uvéite irienne après une durée de huit ans, si le taux urotoxique de ses urines était en dessous de la normale, ce qui indiquerait évidemment une élimination insuffisante des déchets organiques. J'ai fait cette recherche avec l'aide et le concours de notre éminent collègue M. Frenkel, qui a trouvé cette insuffisance du taux urotoxique comme règle chez la plupart des personnes atteintes de la cataracte.

Or, rien de semblable n'existait chez notre malade, et le malheureux lapin qui a servi de sujet pour l'expérience a parfaitement succombé sous l'influence de l'injection de la quantité moyenne d'urine.

Il n'était donc pas permis, au moins chez cette malade, d'invoquer cette cause possible d'uvéite. Toutefois, je me propose de la rechercher à l'avenir chez toutes mes malades, pour voir s'il en est toujours ainsi.

3° *Traitement :* L'atropine, employée dès le début de la maladie, ne guérit pas l'uvéite, comme elle guérit presque sûrement l'iritis vraie traitée dès le commencement par ce mydriatique. Elle ne semble même pas prévenir ou éloigner ses fluxions périodiques.

Quant aux médications générales, soit par les frictions mercurielles et l'iodure de potassium qui rendent de si grands services dans l'iritis syphilitique, soit par le salicylate de soude ou de lithine et les alcalins qui conviennent si bien dans l'iritis rhumatismale ou goutteuse, elles sont toujours restées sans effet contre l'uvéite irienne; or d'après l'adage *naturam morborum curationes ostendunt,* ceci vient corroborer ce que nous avait déjà appris l'interrogation du malade, à savoir que cette maladie oculaire ne provient ni de la syphilis, ni du rhumatisme, ni de la goutte. Seule, l'iridectomie l'arrête et la guérit définitivement.

J'avais pensé, au début de mes recherches sur ce sujet, qu'il suffirait d'aller détacher les adhérences de l'iris, sans l'exciser ni le mutiler; croyant que peut-être les tiraillements exercés sur le voile irien par les synéchies étaient la cause déterminante de ces crises périodiques. Mais non, il a fallu abandonner cette idée et cette pratique qui est toujours restée sans résultat, et revenir à l'excision d'un lambeau de l'iris, quelque pénible que soit cette mutilation.

Aujourd'hui je pratique l'iridectomie dès le début de l'affection, aussitôt que j'ai pu établir sans conteste le diagnostic d'uvéite irienne, sachant que l'emploi plus ou moins prolongé de l'atropine est incapable à lui seul d'enrayer cette affection.

J'ai naturellement essayé dans le traitement de l'uvéite irienne, à toutes ses périodes, les injections sous-conjonctivales de sublimé qui réussissent en général si bien dans l'iritis vraie et tenace à quelque variété qu'elle appartienne.

Or, ces injections ne m'ont rien donné dans l'uvéite et ne sont d'aucun secours dans cette affection.

Or, il en est de même dans les maladies bien limitées de la seule rétine, où elles ne m'ont jamais rien donné non plus, tandis qu'elles réussissent si bien dans la plupart des affections de la choroïde. J'ai remarqué depuis longtemps que lorsque ces injections influencent favorablement une maladie de la rétine, c'est que la choroïde participe au processus, et c'est par cette dernière membrane qu'elles agissent en réalité sur la tunique nerveuse.

Ceci est une preuve de plus (une preuve thérapeutique, celle-ci, ajoutée aux preuves histologiques et embryogéniques) que la couche épithéliale postérieure de l'iris ou uvée n'est qu'une véritable dépendance de la rétine dont elle partage les antipathies médicamenteuses.

Pour terminer l'histoire de l'uvéite, il faudrait ici exposer les lésions anatomo-pathologiques propres à cette affection isolée de la face postérieure de l'iris. Ces recherches sont commencées ; mais je ne suis pas encore en mesure de les présenter au grand complet. Cette question fera l'objet d'un nouveau mémoire, alors que j'aurai étudié un nombre suffisant de lambeaux d'iris excisés au double point de vue de l'anatomo-pathologie et de la bactériologie.

III. — Parallèle de l'iritis vraie et de l'uvéite irienne.

Nous pouvons maintenant aborder la comparaison de ces deux affections et nous convaincre qu'elles diffèrent absolument sous tous les rappport, les symptômes, la marche, les causes et les agents curateurs.

L'uvéite irienne s'observe presque exclusivement chez la femme ; l'iritis est beaucoup plus fréquente chez l'homme.

La première est presque toujours *bi-oculaire*, tandis que la seconde est le plus souvent *monoculaire*, à part peut-être l'iritis franchement rhumatismale ou goutteuse.

L'uvéite dure et se prolonge pendant des années, se manifestant par de petites crises périodiques et très-courtes (cinq à six jours), de fluxions oculaires, sans caractères bien tranchés qui puissent inquiéter le malade et l'obliger à se soigner immédiatement ; ni cercle périkératique, ni décoloration de l'iris, ni douleurs périorbitaires appréciables ; peu ou pas de larmoiement ni photophobie.

L'iritis, au contraire, ne dure guère qu'un mois ou deux, et se manifeste par des symptômes violents et tapageurs qui obligent, dès le début, le malade à s'arrêter pour se soigner : rougeur intense des globes avec cercle périkératique très marqué, larmoiement, photophobie extrême, douleurs oculaires et surtout périorbitaires violentes, et surtout décolo-

ration et teinte sale de l'iris ; au reste, la vision est ici pro-
fondément troublée., presque nulle, ce qui épouvante le
malade ; tandis qu'elle est à peine altérée dans l'uvéite ;
même pendant la fluxion périodique, ce qui laisse la malade
dans une fausse et dangereuse sécurité.

Enfin, si l'accès d'iritis est convenablement traité, tout
rentre dans l'ordre et généralement pour toujours avec un
retour complet de la vision ; tandis que les crises fluxionnaires de l'uvéite se reproduisent indéfiniment pendant des
années, laissant chaque fois la vue en réalité un peu amoindrie, quoique d'une façon longtemps insensible pour le
malade.

Les *causes* de l'*iritis* sont toujours très nettes et évi-
dentes ; la syphilis, dans les trois quarts des cas, le rhumatisme et la goutte dans l'autre quart. Celles de l'*uvéite*, au
contraire, sont inconnues et introuvables jusqu'à ce jour.

L'*iritis*, traitée dès le début par l'atropine, surtout si ce
traitement local est secondé par un traitement général
approprié (mercure et iodure dans l'iritis syphilitique, sali-
cylates et alcalins dans l'iritis rhumatismale et goutteuse),
guérit à peu près toujours et radicalement dans l'espace de
vingt à trente jours.

Rien de tout cela ne réussit à arrêter ni même à prévenir
les accès de fluxion périodique de l'uvéite irienne. Il faut
ici arriver nécessairement et le plus tôt possible à l'iridectomie ; c'est la seule médication véritablement curative de
cette affection torpide et latente.

Après ce parallèle, caractérisé par des différences aussi
profondes et radicales, comment soutenir que ces deux affections du voile irien ne constituent pas deux entités morbides
aussi différentes que la pleurésie et la pneumonie dans les
maladies de l'appareil pulmonaire.

Il me semble que leur séparation et distinction apparaî-
tront désormais légitimes et nécessaires à tout observateur
impartial qui aura suivi attentivement un seul cas d'uvéite
irienne bien avérée.

Les signes les plus distinctifs de ces deux affections sont, à mon sens :

1° La décoloration de la face antérieure de l'iris, toujours très nette dans l'iritis, et nulle ou imperceptible dans l'uvéite.

2° La violence de la douleur dans la première, et son absence presque complète dans la seconde.

3° Enfin dans l'iritis en cours, la pupille se dilate très difficilement sous l'influence de l'atropine, tandis qu'elle se dilate toujours très bien dans l'uvéite, même au moment d'une fluxion, excepté cependant au niveau des synéchies déjà provoquées par les fluxions antérieures.

Tels sont les signes qui me semblent le mieux différencier ces deux affections.

IV. — Historique de l'uvéite.

Comment se fait-il que cette entité morbide, si nettement caractérisée, n'ait pas été différenciée de l'iritis et isolée jusqu'à ce jour, surtout pendant ces dernières années où le domaine de l'ophtalmologie a été exploré avec tant de soins et dans toutes les directions.

C'est évidemment parce que cette maladie, sans être rare, n'est pas très fréquente, et que les malades, trompés par la marche insidieuse et presque latente de cette affection, ne viennent consulter que très tard, presque à la dernière extrémité, alors qu'il est vraiment difficile de distinguer ces désordres, purement uvéens au début, de ceux de l'iritis pure.

Bien que je l'aie signalée en 1891 déjà, la notion de cette entité morbide s'est encore peu répandue.

Cependant, mon savant maître et ami, M. le professeur Panas, en a fait une courte mention dans son traité si complet et si documenté des maladies des yeux, paru en 1894.

Il fait également mention, dans le chapitre de l'iritis, d'un mémoire récemment paru, de M. Hutchinson fils, dans lequel l'auteur anglais relate cinq observations d'une iritis spéciale qu'il appelle *quiet iritis* ou iritis latente.

Ces cinq cas, le dernier surtout, sont tout à fait des cas d'*uvéite irienne, moins la dénomination*.

En outre, M. Panas, à la fin de ce même chapitre, signale un cas d'iritis avec synéchies nombreuses, survenues sans douleurs ni réaction, c'est-à-dire sans les signes ordinaires de l'iritis, qu'il a eu l'occasion d'observer chez une jeune Américaine ; c'est encore là un cas type de ce que j'ai appelé l'uvéite irienne.

Je suis persuadé que tous les oculistes, lorsqu'ils auront lu attentivement mon mémoire, et se seront bien pénétrés des caractères essentiels de l'uvéite, en trouveront désormais de nombreux cas ; ils se rappelleront surtout, à cette simple lecture, qu'ils ont observé souvent des cas semblables qui les avaient un peu étonnés et déroutés comme cas d'iritis.

M. de Vecker a décrit, il y a quelques années, sous le nom d'*iritis métritique*, une sorte d'iritis qu'il a observée chez la femme, et qu'il rattache à une métrite infectieuse ; je crois qu'il s'agit là d'une sorte d'iritis séreuse qui rappelle beaucoup le type de l'iritis rhumatismale, et non pas l'uvéite, telle que je viens de la décrire.

V. — ANALOGIE DE L'UVÉITE IRIENNE DE L'HOMME AVEC LA FLUXION PÉRIODIQUE SÈCHE DU CHEVAL.

Chose singulière, c'est en médecine vétérinaire que cette notion nouvelle de l'uvéite irienne a le mieux pénétré, grâce au Dr Rolland, de Toulouse.

Cet éminent collègue a bien étudié et déterminé la nature de cette maladie oculaire du cheval que les vétérinaires appellent *fluxion périodique* de l'œil, et qui constitue un vice rédhibitoire, parce qu'elle est considérée par eux comme à peu près incurable, et conduisant presque fatalement à la cécité.

Les médecins vétérinaires n'avaient jusqu'à Rolland que des notions bien vagues sur la nature et le siège de cette maladie.

Or, M. Rolland, éclairé par ma communication de 1891

sur l'uvéite irienne, ainsi qu'il me l'a déclaré très loyalement il y a quelques mois, a parfaitement pu établir qu'il existe chez le cheval deux sortes de fluxion périodique :

1° Une fluxion franchement inflammatoire et sujette à des récidives ainsi qu'à des complications d'hypopyon et même d'hypohéma (pus et sang dans la chambre antérieure) qui doit être l'analogue de l'iritis rhumatismale de l'homme, qui se complique également assez souvent d'hypopyon et même d'hypohema, lorsque le processus inflammatoire s'étend jusqu'au corps ciliaire (irido-cyclite ou irido-choroïdite).

2° Et la *fluxion périodique sèche*, sans symptômes bien apparents d'irritation autres que la ou les synéchies postérieures de la pupille, et qui doit être l'analogue de l'uvéite irienne telle que je viens de la décrire.

Rolland a même indiqué aux vétérinaires un moyen facile, rapide et très pratique pour déceler cette fluxion sèche chez le cheval, en quelques minutes, même sur un champ de foire, par exemple, sans attendre les trente jours qu'accorde la loi et sans mettre l'animal en fourrière, pour voir si une crise fluxionnaire apparaîtra chez le sujet douteux.

Ce moyen très simple consiste à instiller dans l'œil du cheval convoité par un acheteur, quelques gouttes d'atropine ; si l'animal est sujet à la fluxion périodique sèche, à plus forte raison à la fluxion inflammatoire, on verra, au bout de dix minutes, apparaître des adhérences pupillaires ou synéchies postérieures dans cette pupille agrandie.

J'ai commencé des recherches sur ce sujet, depuis quelques semaines, avec mon ami, M. Cadéac, professeur de clinique à l'École vétérinaire de Lyon. En dilatant systématiquement la pupille chez un certain nombre de chevaux que l'on présentait à son examen pour toute autre chose que pour une affection des yeux, il a trouvé, en deux jours, deux fluxionnaires qu'il a bien voulu me montrer ; l'un, âgé de 8 ans, était atteint, sans aucun doute, d'*uvéite irienne* ou *fluxion périodiqae sèche* ; l'autre, âgé de 4 ans, nous a paru être un fluxionnaire douteux qu'il faudra revoir.

Les propriétaires de ces deux chevaux nous ont raconté

qu'ils n'avaient jamais rien remarqué d'anormal dans les yeux de ces animaux ; ils avaient seulement noté tous deux que leurs chevaux, sages et faciles à conduire jusque là, étaient devenus, depuis quelques mois, ombrageux et difficiles à guider ; ils faisaient à chaque instant des écarts dangereux, sans rime ni raison.

Avec mes connaissances sur les symptômes fonctionnels de l'uvéite irienne chez l'homme, je n'ai pas eu de peine à leur donner l'explication vraisemblable de ce changement de caractère, incompréhensible pour eux ; c'est que ces chevaux, voyant apparaître devant leurs yeux des points noirs et par moment comme une toile d'araignée traversée par des phosphorescences, s'imaginent voir un obstacle et se jettent de côté pour l'éviter.

Rolland pense que la fluxion périodique de l'œil du cheval est essentiellement héréditaire et qu'il faut avoir soin d'exclure les fluxionnaires mâles ou femelles de l'acte de la reproduction.

Je crois qu'il a parfaitement raison pour ce qui concerne la *fluxion périodique inflammatoire*, c'est-à-dire l'iritis ou l'irido-choroïdite, qui, étant généralement de nature rhumatismale, doit évidemment se transmettre par hérédité.

Mais j'estime, jusqu'à plus amples informations, en me basant sur mes nombreuses observations d'uvéite irienne ou fluxion périodique sèche de l'espèce humaine, que la fluxion périodique sèche du cheval n'est pas héréditaire ou doit l'être fort peu.

Quoi qu'il en soit, non content de diagnostiquer la fluxion périodique sèche du cheval avec l'atropine, ainsi que l'a indiqué Rolland, je me suis mis en mesure, de concert avec M. Cadéac, de la guérir radicalement par l'iridectomie qui réussit si bien chez l'homme ou plutôt chez la femme.

Nous l'avons déjà pratiquée chez l'un des deux fluxionnaires sus-indiqués, chez celui dont la fluxion périodique n'était pas douteuse. Il est bien évident que si l'animal en question cesse d'être ombrageux et de faire des écarts non légitimés, l'iridectomie guérira la fluxion périodique sèche du cheval, comme elle la guérit dans l'espèce humaine.

Nous étendrons cette pratique, même à la fluxion périodique inflammatoire, lorsque celle-ci n'aura pas été arrêtée en temps utile par l'atropine, son véritable agent curateur ; et si nous arrivons par ce moyen à les maîtriser toutes deux, nous éviterons de grosses pertes aux éleveurs et propriétaires de chevaux, vu que cette affection est considérée par eux comme incurable ; et nous préviendrons les nombreux conflits et procès que provoque cette affection entre vendeurs et acheteurs.

VI. — RÉSUMÉ ET CONCLUSIONS.

1° De par l'embryogénie et l'histologie, nous savons aujourd'hui que, des quatre couches qui constituent le voile irien, les trois antérieures (endothélium en avant, stroma ou parenchyme au milieu, et limitante fibroïde postérieure) proviennent de la *tunique vasculaire de l'œil ou choroïde ;* tandis que la quatrième, ou *couche épithéliale postérieure,* est une émanation, une sorte de prolongement antérieur de la *tunique nerveuse ou rétine,* réduite, à partir de l'ora serrata, à sa couche le plus externe, ou couche épithéliale pigmentaire avec adjonction de quelques éléments névrogliques.

2° L'inflammation de toutes ces couches, en particulier des trois couches antérieures, constitue l'iritis proprement dite.

Toutefois, l'inflammation peut à la rigueur n'atteindre et assez souvent n'atteint que la couche épithéliale postérieure de l'iris ou uvée, et y reste quelquefois cantonnée pendant longtemps, se traduisant alors par des symptômes bien différents de ceux de l'iritis.

C'est cette entité morbide, aussi distincte de l'iritis que la pleurésie l'est de la pneumonie, que j'ai signalée et décrite pour la première fois en 1891, sous le nom d'*uvéite irienne,* ou encore, si l'on préfère, d'*iritis uvéenne.*

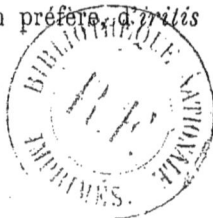

3° En effet, l'iritis se traduit par des *symptômes* violents et tapageurs (*rougeur, larmoiement, photophobie intenses, changement de couleur et teinte sale de l'iris, quelquefois de l'hypopyon, douleurs ciliaires vives, trouble visuel rapide et considérable*) qui durent au moins de 20 à 30 jours, et beaucoup plus longtemps s'ils ne sont pas traités rationnellement, et se cantonnent en général sur un seul œil, plus souvent chez l'homme que chez la femme.

L'*uvéite irienne*, au contraire, ne se révèle que par des symptômes peu apparents, à peine perceptibles et en quelque sorte *latents (très légère congestion de l'œil, léger trouble visuel, pas de changement de couleur de l'iris, pas de douleurs périorbitaires, un peu de sensibilité du globe à la pression ou bien sous l'influence des mouvements oculaires, etc.)*, revenant par accès d'une durée de cinq à six jours, alternativement sur chacun des yeux, et cela pendant des années, et à peu près exclusivement, chez la femme, pendant la période moyenne de la vie, de 17 à 50 ans.

4° Quant à l'*étiologie*, l'iritis reconnaît toujours une cause précise et très manifeste, le plus souvent la syphilis, moins souvent le rhumatisme, la goutte, le diabète, la blennorrhagie, etc.

Tandis que l'uvéite survient au contraire sans aucune de ces manifestations diathésiques, le plus souvent chez des femmes de conditions modestes et de mœurs régulières, ne présentant aucune affection locale ou générale bien déterminée, capable d'expliquer l'affection oculaire.

5° Enfin, l'iritis *traitée* méthodiquement par l'atropine en instillations avec l'aide du traitement général approprié (mercure et iodure de potassium dans l'iritis spécifique, salicylate de soude et lithine dans l'iritis rhumatismale ou goutteuse) guérit le plus souvent complètement et définitivement.

L'uvéite, au contraire, résiste à toutes ces diverses médications de l'iritis, même aux injections sous-conjonctivales de sublimé, qui se montrent cependant si souvent efficaces dans les iritis ou irido-choroïdites graves qui ont résisté à tout. L'uvéite ne reconnaît qu'un maître, mais un maître toujours souverain, l'iridectomie. Aussi ne faut-il pas hésiter à opérer dès que le diagnostic d'uvéite est bien confirmé.

6° Enfin, la pathologie comparée elle-même vient à l'appui de cette distinction de l'iritis et de l'uvéite. En effet, il est démontré aujourd'hui que l'affection oculaire du cheval, que les vétérinaires ont dénommé jusqu'à ce jour *fluxion périodique*, affecte deux allures bien différentes; tantôt elle se présente avec tous les symptômes de l'iritis rhumatismale, tantôt au contraire avec ceux de l'uvéite ; dans le premier cas, elle mérite le nom de *fluxion inflammatoire*, et dans le second celui de *fluxion sèche*.

VII. — Quelques observations d'uvéite.

Pour terminer, je veux relater seulement ici l'observation des deux derniers cas d'uvéite qu'il m'a été donné d'observer ce printemps, et celle du premier cas que j'ai traité victorieusement, il y a huit ans déjà, par une double iridectomie, après l'échec de tous les traitements ordinaires de l'iritis.

La relation de ces trois cas types, anciens ou récents, arrivés tous les trois à peu près au dernier terme de leur évolution, suffira, je pense, pour fixer dans l'esprit de tous le tableau complet de cette nouvelle entité morbide. Enfin la relation du cas traité avec succès il y a huit ans et resté parfaitement guéri depuis, fournira la preuve certaine de l'efficacité et de la nécessité de l'iridectomie dans cette affection dès sa première apparition.

Observation I. — Mlle G..., institutrice à Veurey (Isère), 37 ans. Père mort à l'âge de 44 ans, presque aveugle, après une diminution progressive de la vision pendant les seize dernières années de sa vie sans qu'il soit possible d'en indiquer la cause, inconnue de sa fille.

Chez Mlle G..., les premiers symptômes de l'uvéite irienne ont commencé vers l'âge de 29 ans, il y a environ huit ans ;

ce sont des *papillons* le plus souvent noirs, quelquefois cependant, mais rarement, colorés et un peu lumineux, devant les deux yeux ; sans douleur sensible, avec quelques rougeurs périodiques du globe et troubles visuels également passagers apparaissant de loin en loin, et alternativement sur les deux yeux.

Les crises de fluxion périodique duraient de cinq à six jours, se reproduisant irrégulièrement avec des intervalles de plusieurs semaines, et même de plusieurs mois, mais plus souvent et plus fortement sur l'œil droit, l'œil le premier atteint, qui a fini par présenter un trouble permanent et assez considérable de la vision, il y a deux ans. A ce moment la pupille présentait une déformation et des adhérences assez apparentes, puisqu'un pharmacien, le seul qu'elle ait consulté pendant ces six premières années, lui avait fait instiller de l'atropine.

Les accès de fluxion périodique ont néanmoins continué à se produire, surtout pendant la mauvaise saison, sans altérer manifestement la vision de l'œil gauche, mais en diminuant toujours de plus en plus celle de l'œil droit.

Enfin le 3 avril 1896 (huitième année de la fluxion périodique) une dernière crise ayant totalement aboli la vue de l'œil droit, elle se décide à venir me consulter.

A ce moment, je constate la perte complète de la vision de l'œil droit et un trouble tel des milieux de l'œil qu'il m'est absolument impossible d'éclairer le fond de l'œil. Il n'en est pas de même de l'œil gauche qui, malgré de nombreuses synéchies postérieures de la pupille, laisse très bien voir les membranes profondes à travers des milieux suffisamment transparents ; au reste, cet organe jouit encore d'une très bonne acuité visuelle, et Mlle G... est très étonnée lorsque je lui annonce qu'il est atteint de la même affection que l'autre depuis bien longtemps, et qu'il va se perdre de la même façon, après une série de nouvelles crises, si l'on n'intervient pas par l'opération de l'iridectomie. Je lui pratique une double iridectomie, d'abord sur l'œil droit pour ramener la vision, et sur l'œil gauche pour la conserver en enrayant définitivement l'uvéite.

Trois jours après l'opération, l'œil droit distingue et compte les doigts à un mètre ; un mois après il peut lire des caractères forts et a récupéré 1/5 d'acuité visuelle.

Quant à l'œil gauche, il est délivré désormais de ses crises périodiques et conserve l'acuité visuelle qu'il possédait au moment de l'opération. C'est ainsi du moins que les choses se passent habituellement.

OBSERVATION II. — Mme G..., du Bourg-de-Thizy (Rhône), 35 ans ; pas d'antécédents connus d'uvéite dans sa famille ou chez ses ascendants.

Il y a dix ans, la *vision de l'œil droit* a commencé à se troubler périodiquement pendant quelques jours, avec très légère rougeur et sensibilité du globe au toucher, puis tout rentrait dans l'ordre.

Après quelques années, marquées par ces alternatives de *fluxion périodique sèche*, la vision de cet œil a fini par être constamment voilée par des points noirs et des sortes de globes blancs qui apparaissent, même l'œil étant fermé. Finalement cet œil a cessé de voir d'une façon appréciable il y a environ un an.

Quant à l'*œil gauche*, il a été assailli par ces fluxions périodiques à peu près en même temps que l'œil droit et de la même façon, mais moins fortement et moins souvent. Aujourdhui, 5 juin 1896, il conserve un peu plus de vision, mais sa vue décline tellement vite depuis six mois qu'elle se décide à me consulter et à se laisser pratiquer immédiatement une double iridectomie.

A la suite de cette opération, la vue s'éclaircit assez vite du côté de l'œil droit, moins vite du côté gauche à cause du sang épanché dans la chambre antérieure.

L'examen ophtalmoscopique me permet alors de voir le fond des deux yeux, et je constate un aspect rougeâtre intense de la papille optique de l'œil droit, beaucoup moins du côté gauche. Aujourd'hui, fin juillet 1896, la malade me fait savoir que sa vue augmente lentement, mais progressivement. Il est évident qu'il lui faut de nombreux mois d'attente encore pour recouvrer une vision passable.

OBSERVATION III. — Celle-ci est l'observation d'une malade que j'ai opérée il y a huit ans. A cette époque, je lui ai pratiqué une double iridectomie, alors que la vision de l'un des yeux venait de s'éteindre après une durée de l'uvéite pendant huit ans environ. Il semble que la durée moyenne de l'uvéite pour éteindre ainsi la vision de l'un des yeux après de très nombreuses fluxions périodiques soit en général de 8 ans.

Depuis lors, la vision, qui est revenue à peu près normale dans les deux yeux, reste ferme et stable ; le succès ne s'est plus démenti.

Il s'agit d'une religieuse, âgée aujourd'hui de 42 ans ; elle a donc été opérée à l'âge de 34 ans, et elle a éprouvé les premières atteintes de la fluxion périodique vers l'âge de 26 ans, sous forme de papillottage pendant la fluxion avec rétablissement apparent de la vision cinq ou six jours après, absolument comme chez les deux malades précitées.

J'ai cité l'observation de cette troisième malade opérée il y a huit ans, parce que je la revois souvent, plusieurs fois chaque année. Son cas prouve donc bien que l'iridectomie peut seule guérir l'uvéite, parce que tout avait échoué chez elle, et qu'elle la guérit définitivement. Il n'en est pas de même dans l'iritis, où l'iridectomie pratiquée loin du début de cette affection ne donne jamais un résultat ni aussi complet, ni aussi définitif.

C'est une preuve de plus en faveur de la distinction nécessaire à établir entre l'iritis et l'uvéite.

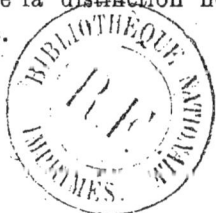

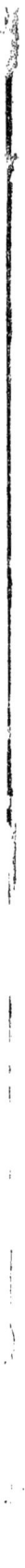